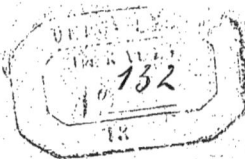

DU

TRAITEMENT DE LEWIS-SAYRE

(CORSET PLATRÉ)

DANS LE MAL DE POTT

Par L. MAQUET

DOCTEUR EN MÉDECINE,

Ex-Interne de l'Asile d'Aliénés d'Aix (Concours de Marseille 1883),
Médecin des ambulances civiles de Toulon, épidémie cholérique 1884,
Médaille d'argent,
Délégué à l'épidémie de Fabrègues (septembre 1884), Médaille d'argent.

MONTPELLIER

TYPOGRAPHIE ET LITHOGRAPHIE BOEHM ET FILS

ÉDITEURS DU MONTPELLIER MÉDICAL, DE LA REVUE DES SCIENCES NATURELLES
IMPRIMEURS DE LA GAZETTE HEBDOMADAIRE DES SCIENCES MÉDICALES.

1885.

DU

TRAITEMENT DE LEWIS-SAYRE

(CORSET PLATRÉ)

DANS LE MAL DE POTT

Par L. MAQUET

DOCTEUR EN MÉDECINE,

Ex-Interne de l'Asile d'Aliénés d'Aix (Concours de Marseille 1883),
Médecin des ambulances civiles de Toulon, épidémie cholérique 1884,
Médaille d'argent,
Délégué à l'épidémie de Fabrègues (septembre 1884), Médaille d'argent.

———————

MONTPELLIER

TYPOGRAPHIE ET LITHOGRAPHIE BOEHM ET FILS

ÉDITEURS DU MONTPELLIER MÉDICAL, DE LA REVUE DES SCIENCES NATURELLES
IMPRIMEURS DE LA GAZETTE HEBDOMADAIRE DES SCIENCES MÉDICALES.

1885.

A LA MÉMOIRE DE MON PÈRE

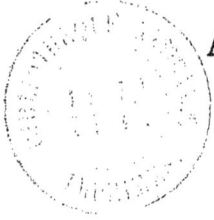

A MA MÈRE

La meilleure des Mères.

A MA SŒUR ET A MON BEAU-FRÈRE

Soyons toujours unis.

A MA NIÈCE

A Monsieur le Docteur GALTIER et sa Famille

A LA FAMILLE THOMAS

L. MAQUET.

A LA MÉMOIRE DE MON MAITRE VÉNÉRÉ

Monsieur le Professeur L. BOYER

Regrets !

A MON PRÉSIDENT DE THÈSE

Monsieur le Professeur DUBRUEIL

A Monsieur le Docteur TÉDENAT

Professeur Agrégé.

*Témoignage de ma reconnaissance
et de mon affection.*

A Monsieur le Docteur PÉCHOLIER

Professeur Agrégé.

L. MAQUET.

PRÉFACE.

Parmi les maladies chirurgicales, il en est peu qui aient donné lieu à autant de moyens curatifs que le mal vertébral de Pott. Les procédés en effet sont nombreux, et, jusqu'à ces dernières années, aucun d'eux n'avait donné des résultats tellement satisfaisants que l'emploi en parût formellement indiqué.

En 1877, au congrès de Manchester, le professeur Lewis-A. Sayre présenta les résultats obtenus par lui au moyen des cuirasses en plâtre (*plaster's jacket*). Quoique vivement discuté, le principe en parut rationnel et bien des chirurgiens le mirent en pratique: les uns l'ont depuis définitivement adopté, d'autres avec réserves ; quelques-uns l'ont rejeté.

Nous avons eu, pour notre part, l'occasion d'en voir l'application dans plusieurs circonstances, et les succès que nous avons pu constater nous ont poussé à en faire le sujet de notre Thèse inaugurale.

Après avoir exposé en quelques lignes la nature du mal de Pott, sa symptomatologie, son diagnostic et son pronostic, nous aborderons l'étude du traitement, des divers moyens d'immobilisation, et en particulier du procédé américain.

Après l'exposition de nos observations personnelles et de diverses statistiques, nous essayerons d'en tirer les conclusions qui nous paraissent légitimes, après avoir parlé toutefois des indications et des contre-indications du corset plâtré dans les divers cas de mal vertébral.

Tel est le plan de ce modeste travail, que nous recommandons à la bienveillance de nos Juges.

Nous ne saurions terminer cette courte Introduction sans témoigner notre vive reconnaissance à M. le Professeur agrégé Tédenat, pour l'intérêt qu'il nous a toujours témoigné et pour les bons conseils qu'il nous a prodigués pendant le cours de nos études. Que notre ami M. Boissier, Étudiant en Médecine, reçoive aussi nos remerciments pour le précieux concours qu'il a bien voulu nous prêter.

TRAITEMENT DE LEWIS-SAYRE

(CORSET PLATRÉ)

DANS LE MAL DE POTT

ARTICLE PREMIER.

CHAPITRE PREMIER.

MAL DE POTT EN GÉNÉRAL. — SA NATURE.

Les diverses affections qu'on a groupées sous la dénomination de mal de Pott peuvent presque toutes (carie, ostéite, ostéopériostite, arthrite) être rapportées à une affection tuberculeuse.

Il est fort possible que certaines affections du rachis, devenues chroniques, évoluent, aboutissent à une gibbosité et présentent le cortège habituel des symptômes du mal vertébral sans être de nature diathésique ; mais en général, dans la majorité des cas, et la plupart des chirurgiens sont aujourd'hui de cet avis, il faut rapporter les affections qui constituent le mal de Pott à une diathèse : c'est presque toujours la tuberculose.

Aussi doit-on se garder d'adopter entièrement les idées de Sayre sur le mal de Pott.

2

Pour Lewis-A. Sayre, en effet, cette affection est le plus souvent traumatique ; les diathèses n'auraient qu'une influence très secondaire et n'agiraient que comme cause d'affaiblissement. Un individu (ordinairement un enfant) tombe sur le dos, sur les talons ; la conséquence de cette chute pourra être une petite fêlure des vertèbres cu un décollement sous un disque vertébral. Un épanchement sanguin s'ensuit. «Alors, dit-il, sous l'influence d'un état constitutionnel ou d'une fatigue exagérée, il se produit une inflammation osseuse, qui peut aboutir à la carie. Cette période précède la période de déformation et ne se reconnaît que par des phénomènes nerveux, des irradiations douloureuses ; tantôt le malade se plaint de douleurs abdominales, tantôt de gastralgie ; quelquefois il éprouve de la dyspnée. Ces phénomènes sont probablement dus à la compression ou à l'inflammation des troncs nerveux au niveau des trous de conjugaison.»

Puis la période de déformation arrive.

Voilà en quelques mots les idées de Sayre sur les débuts du mal de Pott.

Dans quelques cas, il est vrai, le mal vertébral a pour origine un traumatisme, un coup de froid, etc. Mais cela est l'exception, et le professeur américain est par trop exclusif lorsqu'il en fait la cause la plus fréquente, pour ne pas dire générale.

Donc, sans nier l'influence exercée par le traumatisme sur le mal vertébral, nous n'attacherons pas une importance trop grande à cette cause.

Dans le *Traité de Pathologie externe* de Follin et S. Duplay nous voyons que les lésions qui constituent le mal vertébral sont de trois sortes : 1° la tuberculisation des vertèbres (Laënnec, Delpech, Parise, L. Boyer, Nélaton) ; 2° la carie vertébrale ; 3° l'arthrite vertébrale (Nichet, 1835 ; Ripoll, 1850 ; Schützenberger, Broca).

D'après les travaux récents, ces diverses formes du mal de Pott doivent être toutes rapportées à une même affection, la tu-

berculose : les travaux de Kiener et de Poulet en France, de
G. Feurer en Allemagne, en établissant l'identité de l'ostéite tuberculeuse et de la carie, ont jeté en effet un véritable jour sur
la question. D'autre part, l'arthrite vertébrale ne saurait être
prise comme une maladie distincte, puisqu'on a pu constater,
dans tous les cas où elle existe, des lésions tuberculeuses caractéristiques.

Je décrirai donc en quelques mots seulement la tuberculisa·
tion des vertèbres, puisant pour cela aux sources les plus récen·
tes et résumant ainsi les idées généralement admises en l'état
actuel de la science.

Poulet et Bousquet décrivent trois formes dans la tuberculose
du rachis : je suivrai cette division, mais sans m'étendre longuement sur chacune de ces formes.

1° *Tubercule primitif et chronique.* — Ici le tubercule est
généralement le point de départ de la manifestation diathésique.
Il envahit lentement tout un corps vertébral, et arrive ainsi aux
cartilages articulaires et à la périphérie. La paroi peut rester
osseuse (le périoste, en effet, grâce à ce travail inflammatoire
lent, s'épaissit, s'ossifie); dans ces cas, le noyau seul de la vertèbre est raréfié. En cet état, les cartilages peuvent être détruits,
désagrégés. Enfin, ici, une suppuration peut se produire à l'in-
térieur du corps de la vertèbre et les produits de ce nouveau
travail morbide viendront se faire jour et former des abcès par
congestion.

Le tubercule peut se circonscrire ; la masse tuberculeuse s'isole
et est séparée du tissu sain par une ligne de démarcation qui
devient peu à peu assez nette. Mais il agit comme un séquestre,
et l'irritation que sa présence détermine peut provoquer la suppuration Il y aura encore ici abcès par congestion.

D'autres fois on voit sur une ou plusieurs vertèbres à la fois
des cavités kystiques dont le volume peut varier et atteindre

celui d'une noisette. Nélaton en a comparé le contenu à du mastic de vitrier. L'évolution de cette forme, que Nélaton et Puel ont appelée tubercule enkysté, est assez lente et se termine le plus souvent par la guérison ; quelquefois même il n'y aura eu aucune suppuration.

2° *Tubercule tardif à évolution rapide.* — Cette forme, qu'on n'observe guère que chez les tempéraments débilités, sur des os déjà atteints d'une affection quelconque, est caractérisée par une marche rapide et par sa tendance à la destruction et à la diffusion. Michel l'avait appelée *fonte moléculaire.* Elle correspond à ce que le professeur L. Boyer (1834, Thèse de doctorat) et, après lui, Nélaton (1836) ont désigné sous le nom d'infiltration tuberculeuse.

L'affection est ici essentiellement destructive, elle se comporte comme un ulcère rongeant. La suppuration est abondante ; les abcès par congestion y sont par conséquent communs. La destruction rapide des parties osseuses fait prévoir à brève échéance l'affaissement de la colonne, la gibbosité.

3° *Ostéite tuberculeuse aiguë.* — L'étude histologique de cette dernière forme est encore à faire, et ce n'est que par sa forme et ses allures que Poulet la dit tuberculeuse. D'après Lannelongue et Verneuil, elle serait en effet de nature spécifique.

En résumé, et quelle que soit la forme de l'affection, le travail morbide produit dans la plupart des cas une excavation qui mine de plus en plus le corps de la vertèbre; celle-ci, n'étant plus soutenue, devient un point d'appui insuffisant pour le reste de la colonne vertébrale, qui s'affaisse et amène une gibbosité. Les choses peuvent en rester là : l'ankylose et par suite la guérison peuvent se produire ; mais il arrive souvent que le travail inflammatoire poursuit sa marche, continue à sécréter du pus (d'où la persistance des abcès par congestion).

De plus, le travail morbide peut se porter sur les parties ambiantes et sur la moelle en particulier. On comprend facilement la gravité d'une pareille complication.

La moelle peut être lésée de diverses façons. La flexion angulaire du rachis peut exercer sur elle une compression plus ou moins considérable, elle peut encore être intéressée par la saillie d'un séquestre ou par une collection purulente proéminent en arrière ; enfin elle peut elle-même être le siège d'un travail inflammatoire qui se terminera par le ramollissement ou la sclérose.

Les enveloppes peuvent aussi être le siège de lésions plus ou moins graves. Mais nous ne nous étendrons pas sur ces complications; au chapitre de la Symptomatologie nous verrons quelles en peuvent être les conséquences et les dangers.

CHAPITRE II.

SYMPTOMATOLOGIE. — DIAGNOSTIC. — PRONOSTIC.

Dans l'état actuel de la science, il est difficile de préciser les symptômes propres à chacune des formes du mal vertébral[1]. De plus, sa symptomatologie est différente suivant que l'affection osseuse existe seule ou bien qu'il s'y joint des manifestations du côté de la moelle.

Au début de l'affection, nous l'avons vu, aucun signe pathognomonique, si ce n'est quelques troubles fonctionnels peu graves, n'est venu révéler la maladie.

Mais à une période plus avancée, alors que les lésions ont acquis une certaine intensité, la symptomatologie devient nette, et l'on constate les signes du mal vertébral. Les symptômes sont de trois ordres :

1° La déformation;

2° Les abcès par congestion ;

3° Les troubles nerveux.

[1] Poulet et Bousquet ; Traité de Pathologie externe.

Ces symptômes peuvent exister séparément, mais ils sont, surtout les deux premiers, caractéristiques, et l'un d'eux peut quelquefois seul suffire au diagnostic.

1° *Déformation.*— C'est ordinairement le premier symptôme qui se présente. La production d'une gibbosité indique cependant une lésion déjà avancée, et il peut paraître étonnant qu'elle soit un des premiers signes du mal vertébral. Mais l'altération osseuse suit ordinairement une évolution si lente, ses troubles sont, dans la plupart des cas, si légers au début, que le plus souvent les malades arrivent à la période de destruction sans avoir jamais éprouvé de troubles sensibles; en sorte que la production de la gibbosité se trouve ainsi être souvent la première manifestation caractéristique de leur affection.

Nous avons déjà vu quel était le mécanisme de cette gibbosité. Le corps d'une ou plusieurs vertèbres est miné par le travail morbide, et, à un moment donné, la raréfaction a tellement affaibli la résistance des points affectés que le poids des parties susjacentes (membres supérieurs, tête, etc...) amène l'affaissement de la colonne vertébrale. La gibbosité se produira quelquefois spontanément, d'autres fois elle sera occasionnée par un effort, par l'action musculaire, etc.

Mais la production brusque de la gibbosité est l'exception. Dans la plupart des cas, elle survient graduellement, par suite de l'affaissement progressif et de l'usure des corps vertébraux.

La saillie angulaire qui constitue la gibbosité présente quelques variétés suivant son étendue, son siège et le mode de formation.

Ordinairement, et c'est ici ce qui se produit dans presque tous les cas de mal de Pott des vertèbres dorsales, la ligne des apophyses épineuses est brusquement coudée, et à ce point on remarque une saillie médiane, anguleuse, manifestement formée par une vertèbre déjetée en arrière.

La saillie, suivant son étendue, sera plus ou moins angulaire, et il est évident que le rayon de courbure variera suivant le nombre de vertèbres atteintes.

La gibbosité est toujours médiane, ou du moins presque toujours ; nous avons vu en effet que le corps seul de la vertèbre est ordinairement attaqué, ce qui fait que les apophyses articulaires, restant intactes, résistent, et l'affaissement ne peut se produire qu'en avant.

La gibbosité n'a pas toujours pour type la forme nette que je viens de décrire.

A la région lombaire, par exemple, la courbure normale, à concavité postérieure, offre moins de chances à la production d'une gibbosité aussi évidente qu'à la région dorsale.

Du reste, lorsqu'une gibbosité se produit ou qu'elle a de la tendance à se produire, il se fait aussi des courbures en sens contraire qui sont dites *de compensation*.

Le malade corrige instinctivement la déviation de son rachis, soit en exagérant les courbures normales, soit en les redressant; ainsi, lorsque le mal de Pott siège à la région cervicale, le malade, par un mouvement instinctif, rejette sa tête en arrière et diminue ainsi la saillie des apophyses épineuses.

Quelques auteurs avaient voulu voir dans la forme de la saillie l'expression clinique de lésions anatomiques différentes (Broca, Nélaton). Mais Bouvier, en 1858, s'était déjà élevé contre ces prétentions, et la démonstration de l'unité des formes anciennes du mal vertébral a justifié son opinion.

2° *Abcès par congestion.* — Ils sont loin d'être constants; ils n'existent que dans la moitié des cas du mal vertébral[2].

Nous avons vu qu'au milieu du travail morbide qui amène la destruction des vertèbres, il se produit quelquefois du pus en assez grande abondance. Le pus, mélangé aux débris caséeux des vertèbres dégénérées, s'accumule au-devant de la colonne vertébrale et forme de véritables poches qui varieront de forme suivant leurs rapports. Elles présentent en effet des alternatives de resserrement et d'étranglement suivant la disposition anatomique des points qu'elles traversent.

Ces abcès ont de la tendance à fuser en avant dans la cavité abdominale, et cela s'explique par le siège ordinaire de l'affection vertébrale (segment antérieur) et par la laxité des tissus prévertébraux.

D'une manière générale, les lames aponévrotiques de la région, l'influence de la pesanteur, les pressions extérieures, déterminent le trajet de l'abcès. Il y a cependant des cas où le pus, perçant une aponévrose qui semblait devoir lui opposer une barrière infranchissable, vient former l'abcès dans un endroit qu'on ne prévoyait pas.

L'abcès par congestion peut se résorber. C'est l'avis de Nélaton, de Bouvier. Cette théorie a eu surtout pour contradicteur Broca. Mais cette terminaison a été bien prouvée, et on a vu des abcès diminuer de volume et disparaître insensiblement, ne laissant à leur place qu'un noyau induré, quelquefois un simple cordon dont les parois sont calcifiées (Monod).

Mais la plupart du temps ces abcès s'ouvrent au dehors. Nous ne nous étendrons pas plus longuement sur les dangers et les suites fâcheuses qu'on peut observer dans ce dernier cas. Qu'il nous suffise de dire que, chez un sujet atteint de mal de Pott, la présence d'un abcès rend le pronostic défavorable dans la plupart des cas.

3° *Troubles nerveux.* — Les troubles nerveux portent sur la sensibilité et sur la motilité.

Peu de symptômes sont aussi variables que la douleur dans le cours du mal vertébral. En général elle est peu intense; le plus souvent elle est constituée par des névralgies qui se propagent sur le trajet des nerfs qui sortent des trous de conjugaison : ce sont les douleurs en ceinture (Nélaton). On peut en provoquer l'apparition, soit en soulevant le malade par les épaules, soit en percutant les apophyses épineuses, soit, en un mot, en imprimant un mouvement quelconque à la colonne vertébrale.

La sensibilité n'est jamais complètement abolie, mais elle subit des transformations ; les malades ressentent des picotements, des fourmillements et même des douleurs fulgurantes ; ces phénomènes varient du reste suivant la période de leur apparition et suivant les lésions qui les produisent.

Les troubles moteurs sont ordinairement plus graves et plus fréquents que les précédents.

Des phénomènes de parésie, de paraplégie, surviennent fréquemment et aboutissent progressivement jusqu'à la paralysie complète.

Nous ne parlerons pas de la raideur et de l'attitude des malades avant la paralysie complète. Boyer, dans son traité des *Maladies chirurgicales*, en a fait un tableau saisissant que nous ne reproduirons pas ; qu'il nous suffise de mentionner l'hésitation dans la marche, la faiblesse progressive des extrémités inférieures et, à un degré plus avancé, l'impossibilité de la station debout.

Du reste, ces troubles varient de fréquence et d'intensité suivant le siège et le degré des lésions. Alors qu'on les rencontre très souvent dans le mal vertébral cervical, les accidents paralytiques sont rares dans le mal lombaire. De même, les formes superficielles ou périostiques de l'ostéite tuberculeuse, qui respectent plus longtemps l'intégrité du canal vertébral, prédisposent moins à la paralysie.

Enfin, les phénomènes s'accompagnent quelquefois de zona, d'éruptions vésiculaires, érythèmes, etc.

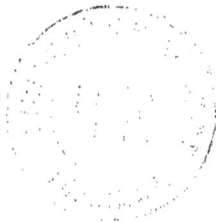

DIAGNOSTIC.

Lorsque le mal vertébral apparaît avec tout le cortège des symptômes que nous venons de décrire rapidement, le diagnostic est facilement établi.

Mais au début ces phénomènes font défaut, et à ce moment on ne sera guère mis sur la voie que par les douleurs en ceinture, par la douleur vive siégeant en un point de la colonne vertébrale, *douleur accrue par la pression des apophyses épineuses.* A un degré plus avancé, l'attitude et la démarche du malade ne permettent guère de se tromper sur la nature de l'affection. Mais, dès que la déformation apparaît, le doute n'est plus possible : dans aucune autre affection, en effet, on ne trouve une déviation spinale telle que nous l'avons décrite. Dans le rachitisme, il est vrai, on voit quelquefois une courbure analogue à la gibbosité du mal de Pott[1], et intéressant une, deux ou plusieurs vertèbres. Mais toute saillie angulaire disparaît si, le malade étant couché sur le ventre, on exerce la moindre extension. La déviation du mal vertébral diminuerait dans ces conditions, mais il existerait toujours une saillie.

Les deux caractères, douleurs et abcès, servent beaucoup à l'établissement du diagnostic, mais ils sont surtout importants pour le pronostic.

PRONOSTIC.

Le mal de Pott est toujours une affection grave. Le pronostic sera plus ou moins sombre suivant le sujet lui-même, suivant la nature ou plutôt l'étendue des lésions qu'il présente et suivant le milieu dans lequel il vit.

Le tubercule circonscrit et chronique rend le pronostic bénin ;

[1] Léon Tripier ; Art. Rachitisme, du Dictionnaire des Sciences médicales.

de même que la forme enkystée est la moins grave, par ce fait qu'elle ne donne pas souvent lieu à des abcès par congestion.

Nélaton pensait que, toutes choses égales d'ailleurs, l'apparition prompte d'une gibbosité dans un cas de mal vertébral doit être considérée comme une circonstance plutôt heureuse que défavorable, car elle est pour lui l'indice de la forme enkystée du tubercule, qui seule est susceptible de guérir.

Toutes les complications, abcès par congestion, suppuration considérable, lésion de la moelle ou de ses enveloppes, aggravent le pronostic ; ce sont en effet des affections graves ajoutées à une première affection.

Enfin le pronostic sera différent suivant que le sujet pourra habiter dans un milieu sain, non infecté, à la campagne, ou qu'il sera enfermé dans un quartier mal aéré d'une grande ville ou à l'hôpital. Si dans le premier cas le sujet meurt, il succombera avec toutes les marques d'un organisme profondément atteint ; mais dans le second cas un élément s'ajoute à toutes les chances d'issue fatale : je parle de la suppuration et de la septicémie.

Nous ne parlerons pas de la *Marche* ni de la *Durée* du mal vertébral, les formes en variant avec les malades, et notre sujet n'en comporte pas le développement.

ARTICLE II.

CHAPITRE PREMIER.

Traitement du mal de Pott.

Le traitement du mal de Pott doit comprendre plusieurs ordres d'indications: les unes seront tirées de l'état général, les autres s'appliqueront à l'affection locale ou à ses conséquences.

Le traitement général sera celui de toutes les affections scrofuleuses ou tuberculeuses. Une bonne hygiène, le bien-être, le séjour à la campagne, au bord de la mer, l'hydrothérapie (eau de mer, de salins, les eaux de Barèges, etc.,) contribuent à limiter l'action du mal et à le rendre curable. On doit attendre de grands services des iodures, du quinquina, de l'huile de foie de morue, etc., de tous les médicaments en un mot qui, sans être spécifiques, rendent de réels services dans les cas de scrofule ou de tuberculose.

Mais nous sortirions du cadre de notre sujet en nous étendant plus longuement sur le traitement général, qui du reste variera avec les sujets et le degré des lésions.

Nous nous occuperons donc surtout du traitement chirurgical.

Le foyer des lésions dans le mal de Pott étant difficilement accessible, le chirurgien ne peut attaquer directement ces lésions elles-mêmes. Cependant quelques chirurgiens hardis (Bœckel, Israël, 1882) ont osé porter leurs instruments jusque sur le mal lui-même. Mais ces tentatives n'ont jusqu'ici trouvé aucun imitateur, et nous en sommes encore réduits au seul traitement des symptômes.

Les moyens le plus généralement employés sont au nombre de deux :

1° La révulsion;

2° L'immobilisation.

1° *Méthode révulsive.*— Elle a été mise en pratique et vulgarisée par Percival Pott. De nos jours, beaucoup de chirurgiens ont désapprouvé cette méthode. Legouest en particulier (*Dictionnaire des Sciences médicales*) attaque l'emploi des révulsifs : «Les guérisons spontanées, dit-il, sont plus fréquentes que celles dues à l'emploie des révulsifs. Cette méthode est au moins insuffisante, si même elle ne contribue pas, par la suppuration qu'elle produit, à épuiser plus rapidement le malade.» Fochier (de Lyon) croit que jamais, chez les enfants, on n'a vu les révulsifs agir d'une façon absolue, complète, sur une lésion profonde; tout au plus, chez les adultes, a-t-on vu le cautère produire quelques résultats[1].

Nous admettons l'impuissance de la méthode révulsive pour la guérison du mal de Pott; cependant nous devons dire que son emploi peut avoir pour conséquence la disparition ou la diminution des douleurs. Aussi l'emploie-t-on, en même temps que l'immobilisation, dans la plupart des cas.

Les principaux agents de cette méthode sont les sangsues, les vésicatoires volants et suppurés, la pommade stibiée, l'iode, les moxas, les cautères, le fer rouge, etc.

2° *L'immobilisation locale* est le véritable moyen de traitement pour enrayer la marche de l'ostéite tuberculeuse et empêcher son extension aux os voisins. L'ostéite, grâce à l'immobilisation complète, se trouve localisée à son point de départ. C'est ce qui se produit, comme on sait, pour les autres articulations.

Bonnet et Delpech avaient proposé des appareils pour l'immo-

Coulomb ; Thèse de Lyon.

bilisation complète de la colonne vertébrale ; ces appareils, dont nous parlerons plus loin dans un chapitre spécial, sont encore employés.

D'autres (Boyer, Santon, Nélaton) préféraient l'immobilisation incomplète, d'autres enfin ont combiné ces deux méthodes.

L'immobilisation *complète* au moyen d'appareils agit surtout par l'allègement qu'elle procure à la région affectée et en empêchant l'écrasement de la partie malade (Lannelongue, Puel).

Poulet et Bousquet estiment que l'immobilisation mérite d'être conservée à toutes les périodes de la maladie. C'est aussi l'opinion de la plupart des chirurgiens de nos jours.

De nombreux appareils orthopédiques sont en usage pour arriver à immobiliser complètement le rachis. Dans ces dernières années, on a suivi en maintes circonstances la méthode de Lewis Sayre par l'auto-suspension et le corset plâtré.

Nous allons d'abord, après en avoir fait l'historique, exposer ce procédé, puis nous le comparerons aux autres appareils, essayant ainsi de mettre en relief tous les avantages du procédé américain.

CHAPITRE II.

HISTORIQUE.

En 1874, le professeur Sayre eut l'occasion de soigner un enfant atteint d'un mal de Pott siégeant au niveau des trois dernières dorsales. La maladie était très avancée ; le malade était déjà atteint de paraplégie avec paralysie du rectum. Comme les parents, dénués de toutes ressources, ne pouvaient se procurer un appareil compliqué, Sayre eut l'idée de faire suspendre l'enfant et d'envelopper son thorax dans des bandes plâtrées : le résultat dépassa ses espérances, et il fut assez heureux pour voir, immédiatement après l'application de l'appareil, son malade marcher et respirer plus facilement. Depuis, le professeur Sayre n'emploie plus que le corset plâtré dans le traitement du mal de Pott.

L'idée de la suspension n'est pas de Sayre. Elle est due à Glisson, qui déjà, en 1650, suspendait ses malades au moyen d'un collier. Ce mode de traitement fut aussi employé en France par Levacher.

Plus tard, en 1845, Hirsch décrivait un appareil de suspension en tous points semblable à celui de Sayre. Enfin, dans l'ouvrage de Delpech [1], on trouve des indications de la suspension dans les gibbosités vertébrales et le procédé d'application.

Sayre n'a donc fait que mettre en pratique l'idée de Glisson et l'associer au principe de l'immobilisation par un appareil simple et peu coûteux.

C'est dans un livre paru à Londres en 1877 [2], que Sayre exposa son procédé. Ce livre fut l'objet de nombreuses critiques en France comme en Angleterre et en Allemagne.

En France, S. Duplay en publia un excellent résumé dans les *Archives de Médecine* (avril 1878), et il concluait à l'efficacité du corset de Sayre. Cette méthode, outre qu'elle semble remplir exactement les indications thérapeutiques, qu'elle offre les avantages de la vie en plein air, a le mérite inconstestable de pouvoir être mise en pratique par le chirurgien lui-même, où qu'il se trouve, et supprime l'intervention du fabricant d'instruments.

En 1878, dans sa Thèse d'agrégation, Puel, après avoir passé en revue tout l'arsenal des appareils orthopédiques, pense que tous les corsets, les gouttières ont été bien dépassés par l'appareil de Sayre, qui présenterait d'après lui, les avantages suivants :

1º Il fournit le moyen d'assurer le repos absolu des parties malades, aucun mouvement n'étant possible si l'appareil est bien appliqué ;

2º La pression locale se trouve évitée ;

[1] Orthomorphie, tom. II, pag. 48.
[2] Spinal disease and Spinal curvature, 1877,

3° Il peut être appliqué en tout pays sans embarras et sans dépenses.

Dans le *Progrès médical* [1], H. de Boyer expose le procédé de Sayre et parle de ses avantages.

A Lyon, le corset de Sayre a été très souvent mis en pratique par Fochier, qui déclare qu'il a obtenu de très beaux résultats.

« La respiration, dit-il, est singulièrement facilitée, non seulement par l'auto-suspension, mais encore par le corset plâtré quand il est convenablement placé ; à tel point que l'état général s'améliore toujours plus rapidement que l'état local [2]. »

Dans beaucoup de cas de scoliose, il a obtenu des succès inespérés avec l'application de un ou deux corsets seulement.

Et il ajoute : « Dans tous les cas, il faut continuer l'auto-suspension longtemps après la guérison, et d'autant plus longtemps que le sujet est plus jeune et plus faible ; mais alors le traitement devient bien moins rigoureux pour le malade, et ne consiste plus qu'en exercices de gymnastique. »

Alfred Willet publia, dans cette même année 1879, les résultats obtenus par lui dans soixante cas de mal de Pott, et il conclut à la supériorité de la méthode de Sayre sur toutes les autres.

De Saint-Germain [3], dans l'*Union médicale*, combat le système de Sayre et ne le tolère que dans quelques cas très difficiles à définir. Il lui préfère les lits orthopédiques ou la gouttière de Bonnet. Cet auteur, après avoir dans plusieurs occasions attaqué très vigoureusement le corset plâtré, est revenu sur les premières appréciations, et dans son *Traité d'orthomorphie* (1883), il dit avoir obtenu d'excellents résultats avec le sytème américain, et il le met aujourd'hui en pratique dans la plupart des cas.

[1] Progrès médical, 1879, pag. 702.

[2] Lyon médical, mars 1879.

[3] 6 septembre 1879.

Dans le courant de l'année 1880, on trouve en France peu de chose sur le système américain. Guéneau de Mussy, dans l'*Union médicale* (22 janvier), l'apprécie favorablement et conclut à son efficacité. J. Guérin, au contraire, combat les idées de Guéneau de Mussy et prétend que la gouttière de Bonnet doit rendre de plus grands services.

Dans sa Thèse (Paris, 1880), Barthez publie un certain nombre d'observations qui sont très nettes et qui mettent en évidence les avantages d'un traitement à la fois commode et peu coûteux.

Mais le travail le plus complet qui ait été fait en France sur le système de Sayre est la Thèse doctorale de M. Coulomb (de Lyon) (1881). L'auteur, après avoir fait un historique des plus complets de la question, met en parallèle tous les systèmes d'immobilisation de la colonne vertébrale. Il publie de nombreuses observations de mal de Pott et de scoliose dans lesquelles le procédé de Sayre a été mis en pratique, et les résultats qu'il rapporte nous paraissent concluants.

Le procédé de Sayre, dit-il, a réalisé un immense progrès dans la thérapeutique rachidienne et permet de combattre énergiquement les déviations de la colonne vertébrale, en ramenant même les difformités les plus grandes à un degré moindre, compatible avec l'exercice régulier des fonctions.

En Angleterre et en Amérique, le système de Sayre a été le sujet de vifs commentaires. Les membres du Congrès de Manchester, en 1877, appuyèrent vivement le corset plâtré.

La plupart des chirurgiens anglais ont suivi la manière de Sayre ; quelques-uns ont voulu remplacer le plâtre par d'autres matières, le gutta-percha par exemple (Walcker avait déjà proposé ce bandage en 1863); d'autres ont voulu modifier le procédé, le mode de suspension ou la façon de rouler les bandes. Mais tous ont donné des avis favorables au principe de l'auto-suspension.

Ormsby [1] se montre en tous points partisan du corset plâtré et en recommande l'emploi dans tous les cas de mal de Pott, lorsque la maladie n'a pas amené des destructions ou des lésions très considérables.

Il ajoute, à propos de l'application de l'appareil, des recommandations que nous rapporterons lorsque nous exposerons le procédé.

Owen, Barrwel, Langenbeck [2], emploient la méthode américaine, mais avec des modifications. Hill Beckeley [3] et Jones Macnaughton [4] suivent exactement les préceptes de Sayre, et sur un grand nombre de cas qu'ils publient l'insuccès a été l'exception.

Dans la séance de la Société de Chirurgie de Suède, 15 janvier 1878, plusieurs chirurgiens anglais échangèrent leurs opinions au sujet du corset de Sayre. Des observations qu'ils communiquèrent il résulte que le système est supérieur à tous les autres.

En 1879, Bernard W.., Golding Bird, Gamgu Sampson, publient des Mémoires peu importants sur la méthode américaine.

En 1880 et en 1881, Sayre eut plusieurs fois l'occasion d'exposer son procédé en France et en Angleterre. Ce fut pour lui des occasions de faire connaître les résultats merveilleux qu'il en a obtenus.

En plusieurs circonstances, les chirurgiens anglais avaient, après quelques insuccès, renoncé au corset de Sayre et s'étaient vivement élevés contre son emploi.

Lewis-A. Sayre eut, en 1882 et en 1883, l'occasion de traiter à

---

[1] The curvature of the Spine.

[2] Ce dernier, si la saillie rachidienne est fortement coudée, anesthésie ses malades et les tient suspendus horizontalement ; nous verrons plus loin les dangers de cette manière de faire et les accidents qui en peuvent résulter.

[3] Sayre's treatment of Spinal disease. Lancet, fevr. 2, 1879.

[4] Medic. Press. and circ., septembre 4, 79.

sa manière plusieurs malades en Angleterre et en Irlande. Le succès couronna l'application de son appareil, et à l'Association médicale britannique il exposa encore son procédé en apportant des statistiques qui ne permettent pas l'hésitation.

M. Bernard Roth (de Londres) approuva pleinement sa manière de faire. Il préfère, à tous les appareils employés, le plâtre de Paris, pourvu qu'il soit appliqué proprement. Il insiste sur les soins de propreté, et recommande pour cela de mettre entre le corset et la peau deux gilets de flanelle ; le gilet interne pourra être changé aussi souvent que l'on voudra, en le tirant par en haut, après avoir attaché un gilet propre à la partie inférieure. Celui-ci, suivant le mouvement du gilet qu'on enlève, vient tout naturellement prendre sa place. Il n'admet cependant pas le corset plâtré pour les cas de déviation latérale, qu'il attribue à un défaut d'équilibre musculaire et qu'il traite par un exercice gradué, sauf dans les cas de paralysie infantile, où il a recours au corset.

M. Keetley (de Londres) prétend que les objections opposées par ses détracteurs au système du Dr Lewis sont tellement contraires aux résultats obtenus par ceux qui savent l'appliquer, qu'ils ne peuvent être que le fruit de l'ignorance. — Les spécialistes qui s'en plaignent, dit-il, sont sans doute ceux qui n'ont pas été suffisamment rémunérés pour le temps assez long qu'ils ont dû mettre à l'appliquer.

Il compare en quelques mots les résultats de la suspension et du corset plâtré dans le traitement du mal de Pott, et donne l'avantage au plâtre ; il en montre aussi les bons côtés dans les déviations latérales.

M. E.-L. Freer (Birmingham), après avoir expérimenté sur 3,000 corsets en six ans, est absolument de l'avis du professeur Lewis Sayre. Les objections des autres chirurgiens ne sont pas fondées sur des faits, et le système du Dr Roth est très suffisant pour les conditions de propreté. — Il recommande aux chirurgiens d'appliquer eux-mêmes le corset, sans jamais le confier à une infirmière, à un étudiant ou à un fabricant d'appareils : on évite ainsi tout accident ; il n'en a d'ailleurs jamais constaté. Il ne recommande pas le plâtre pour tous les cas de déviation latérale, et laisse le choix à l'initiative du chirurgien.

M. Dolman (Derby) recommande le corset de plâtre dans tous les cas de déviation, soit angulaire, soit latérale, et n'a jamais constaté d'autres accidents que des érosions, pour lesquelles il ne faisait que changer de corset.

Dr William-Taylor (Edinburgh) supprime le coussinet stomacal, ayant reconnu son inutilité, et ajoute une barre métallique pour la tête, plus mince que celle du tronc. Il recommande au chirurgien le choix d'un bon plâtre, et recommande spécialement le *plâtre italien*. Enfin Dulteel et Stokes[1] partagent les idées de Sayre et ont publié des observations nombreuses et concluantes.

En Allemagne, les chirurgiens se sont servis très souvent du corset de Sayre, non seulement dans le mal de Pott, mais dans toutes les autres affections du rachis et en particulier dans le cas de fractures vertébrales.

Déjà en 1879, Dornbluth, professeur de l'Université de Rostock, parle des grandes espérances qui s'attachent au corset de Sayre. « Celui-ci, dit-il, nous rend indépendants des machinistes, et le succès ne peut pas, comme dans les autres appareils, être compromis par les malades et leurs parents. » Il apporte cependant des modifications dans la suspension et il ne pratique l'extension que dans la position horizontale.

Busch examine le procédé américain en 1879, mais ses expériences trop récentes ne lui permettaient pas de se prononcer sur ce moyen curatif. Il juge surtout le principe et prétend que Sayre n'a rien trouvé de nouveau. Le principe de la suspension, nous l'avons vu, appartient à Glisson.

---

[1] British med. Journal.

Et le professeur Busch ajoute : En Allemagne, avant Sayre, on avait traité des scolioses à l'aide de bandes plâtrées, par exemple Heimecke et d'autres, mais sans suspension préalable. D'après lui donc, Sayre n'a fait, et en ceci son mérite est certainement considérable, qu'associer la suspension de Glisson à l'immobilisation par le corset de plâtre de Heimecke.

Quoi qu'il en soit, Busch réserve encore son jugement, tout en ajoutant cependant qu'il en attend de réels services. Et en effet, il publia plus tard, en 1883 [1], des cas de guérison de scoliose et de fractures rachidiennes par le corset plâtré.

En 1880, Stetter [2] publia plusieurs cas de déviations rachidiennes traitées par la méthode de Sayre. La guérison a été obtenue dans tous les cas.

Pour lui, le corset agit non seulement en immobilisant relativement les côtés, mais encore en pressant un point d'appui fixe sur le bassin. Du reste, dans tous les cas de mal de Pott ou de scoliose, il a obtenu de très heureux résultats, et toujours un soulagement considérable pour les malades.

Kœnig [3], après avoir employé plusieurs fois le procédé américain, en conseille la mise en pratique et fait des recommandations au sujet de son application lorsqu'il y a abcès par congestion.

Kuester [4] a essayé l'emploi du corset de Sayre chez quatre malades ayant des fractures, et dans plusieurs cas de mal de Pott. Les résultats ont été excellents.

Sonnenburg et Langenbeck se prononcent [5] pour le corset

---

[1] Revue de Hayem, 1884, octobre.

[2] Erfahrungen in Giebete der praktischen Chirurgie. In Deutsche Zeitschrift f. Chirurgie von Huetter and Lücke, 1880, pag. 467.

[3] Ueber die Forphrite in der Behandlung des Pettschen Kyphose. Berlin. klinische Wochens., 1881.

[4] Berlin. klinische Wochens., 1881, n° 17.

[5] Langenbeck et Sonnemburg, Id., 1882.

plâtré dans les cas de mal de Pott seulement. Ils prétendent n'en avoir obtenu que de mauvais résultats dans les cas de déviations latérales.

Busch, Luecke et Schenborn[1] reconnaissent au contraire l'efficacité de ce corset dans la scoliose, où il permet d'obtenir une extension de 4 à 6 centim.

Langenbeck estime que la chloroformisation est utile parce qu'en empêchant des mouvements inopinés du malade elle évite des accidents. Nous reviendrons sur ce sujet lorsque nous exposerons le procédé d'application.

J. Israël[2] a constaté d'excellents résultats obtenus par l'application de la méthode américaine, et il estime que c'est le traitement de la carie vertébrale. Il donne quelques indications pour l'application du corset suivant la région des lésions.

J. Wolf[3] emploie le corset en plâtre dans quelques cas seulement. Lorsque le malade est un adulte, il prétend que les appareils amovibles sont préférables, parce que, le redressement du rachis réclamant plus de temps, il y a avantage à ne pas laisser les muscles s'atrophier.

P. Guerbock se loue surtout de l'emploi du corset de Sayre dans le mal de Pott ; son efficacité est moins considérable dans la sclérose des adolescents. Enfin, dans la sclérose rachitique des jeunes enfants, il n'en a pas vu de bons résultats.

---

[1] Berlin. klin. Wochens., n° 3, 1882.
[2] *Idem*, n° 8, 1882.
[3] *Idem*, n° 9, 1882.

CHAPITRE III.

EXPOSÉ DU PROCÉDÉ DE SAYRE.

Dans les cas de mal de Pott avec ou sans abcès par congestion, avec gibbosité ou sans gibbosité, le but que doit poursuivre le chirurgien est celui-ci : supprimer toute compression qui peut s'exercer sur les vertèbres malades et empêcher tout mouvement qui pourrait provoquer ou entretenir le processus inflammatoire. La méthode de Sayre remplit cette indication : elle reporte en effet sur une charpente extérieure, qui est constituée par un corset en plâtre de Paris, les points d'appui que la tête et les membres supérieurs prennent sur le rachis. Cet appareil, convenablement appliqué, transmet directement aux os du bassin et aux membres inférieurs le poids de la tête et des membres supérieurs. Le but indiqué est ainsi obtenu : la colonne vertébrale est immobilisée et les vertèbres malades ne supportent aucun poids.

L'application de l'appareil comprend deux temps: 1° l'extension et la contre-extension ; leur but est de réduire à leur minimum les incurvations du rachis ; 2° l'*immobilisation*, qui fixe la poitrine dans la position conquise.

L'*extension* se fait en soulevant le malade par la tête et les aisselles. La *contre-extension* se produit d'elle-même, grâce au poids du tronc et des jambes.

Quant à l'*immobilisation*, elle est obtenue en moulant aussi exactement que possible le tronc dans un appareil rigide et léger, appliqué pendant la durée de l'extension et de la contre-extension.

L'appareil de suspension comprend : 1° un *trépied* assez élevé, dont je n'ai pas à donner la description ; 2° un système de courroies ou de liens qui devront embrasser, d'un côté la mâchoire

et l'occiput, de l'autre les aisselles. M. Fochier (de Lyon) a
modifié l'appareil de Sayre et a remplacé les premières courroies par une plaque en tôle modelée et matelassée, embrassant
toute la mâchoire et l'occiput. Les courroies qui viennent passer
sous les aisselles sont destinées à soulager les vertèbres cervicales.

Tous ces liens sont réunis par un *moufle* à un piton fixé au
trépied.

On élève alors peu à peu le malade jusqu'à ce qu'il se sente
soulagé, et l'on ne dépasse pas ce degré d'extension. C'est un
des points sur lesquels insiste le plus Lewis-A. Sayre, et avec
raison, car en exagérant l'extension on s'expose, soit à rompre
des adhérences déjà formées, soit à produire des luxations in-
complètes ; enfin et surtout on serait exposé à un danger autre-
ment sérieux, celui d'une rupture de la moelle ou d'une contu-
sion grave de ses éléments. Aussi Sayre désavoue-t-il les essais,
faits en Allemagne, de l'application de la suspension après l'ad·
ministration du chloroforme.

C'est Langenbeck surtout qui avait préconisé l'emploi de l'anes·
thésie. Mais la plupart des auteurs, et Kuester en particulier, se
sont opposés à cette pratique. Et en effet, chloroformiser son
malade, c'est s'exposer à étendre par trop la colonne vertébrale
et à dépasser le but ; du reste, la syncope respiratoire et car-
diaque semble probable dans tous les cas de suspension verti-
cale avec immobilisation du cou chez un sujet auquel on a ad-
ministré du chloroforme [1].

Le malade une fois suspendu, on procède à l'application de
l'appareil. On a déjà, avant la suspension, fait endosser au malade un gilet en tricot assez fin (bonnet de coton, maillot de
marin), et on l'étend le plus possible de façon à ce qu'il ne fasse
pas de plis.

[1] H. de Boyer ; Progrès médical, 1879.

Il y a quelques précautions à prendre relativement aux points de contact et d'appui de la cuirasse plâtrée sur le bassin. Pour que la pression ne détermine pas des douleurs et des ulcérations, il faut coudre sur la portion du maillot qui s'applique sur le bassin des couches épaisses d'ouate; on surveillera tout spécialement la région des épines iliaques.

Il faut aussi s'occuper de la région épigastrique, afin de laisser là un vide qui permette, après le repas, la dilatation de l'estomac et qui rende aussi plus facile la respiration. Pour cela, on prépare un bloc de coton qu'on plie dans un mouchoir fin en lui donnant la forme des deux mains juxtaposées par leurs faces palmaires, les doigts en demi-flexion. Ce bloc serré est glissé sous le maillot au niveau de la région épigastrique. Une grosse ficelle qui lui est préablement fixée, descendant jusqu'au pubis ou au delà, sert à le retirer après que le bandage a été appliqué.

Chez les femmes, les seins seront garnis d'une plaque épaisse de coton tassé qui, étant enlevé après l'application du bandage, laissera une place suffisante pour que ces précieux organes ne soient pas comprimés.

La ouate suffit très bien pour remplir l'indication expresse de ne comprimer ni l'épigastre ni la mamelle. Comme on l'a toujours sous la main, elle est, à ce point de vue, préférable aux ballons en caoutchouc, vantés par quelques auteurs. Ces ballons, placés vides, sont gonflés au moment de l'application des bandes et vidés au moment où l'on veut les retirer.

On procède donc, lorsque le malade est suspendu au degré convenable, à l'application des bandes plâtrées.— Après avoir mouillé et exprimé une bande saupoudrée de plâtre sec, l'opérateur l'applique de la main droite autour du tronc, en commençant par les épines iliaques.

Après l'application de une ou deux bandes, le bandage doit remonter jusque sous les aisselles; alors on saupoudre les bandes employées avec du plâtre sec, qu'on lisse aussitôt avec une éponge mouillée, ou bien avec du plâtre à l'état pâteux. De cette façon, le plâtre ajouté sur les bandes les soutiendra, de même que de leur côté les bandes soutiendront le plâtre. — Du reste, cette manœuvre aura aussi pour conséquence de rendre le corset plus régulier, et par suite plus agréable à l'œil. On applique aussi plusieurs bandes afin de donner à l'appareil une solidité convenable.

Dix ou quinze minutes suffisent pour la confection du corset, et, si la salle est convenablement chauffée, pour le durcissement du plâtre. Dès que le corset est sec, on retire le bloc de coton ou le ballon de caoutchouc (Fochier) qu'on avait préalablement placé dans le creux épigastrique.

Par des échancrures qu'on pratique sous les aisselles et au niveau des hanches, on assure les mouvements de flexion complète de la cuisse et les mouvements d'adduction et d'abduction des bras.

La plupart des chirurgiens appliquent entre les tours de bande des lames assez rigides et légères qui serviront de tuteurs comme les baleines des corsets. Il ne faut jamais placer d'épaulettes, car les mouvements des épaules, quelque faibles qu'ils pussent être, feraient remonter le corset, et l'auto-suspension ne serait alors pas obtenue[1].

D'autres précautions sont à prendre par rapport à la gibbosité elle-même, afin d'éviter les eschares, ou dans le cas où il existe des plaies à ce niveau.

Quand la gibbosité est peu prononcée, qu'il n'y a à son niveau ni douleur vive ni ulcération, elle n'impose aucune précaution particulière. Dans le cas contraire, il faut introduire, pendant l'application des bandes, un gros bloc de coton, comme on le fait pour les mamelles ou pour le creux épigastrique. Lorsqu'il existe une plaie au niveau de la gibbosité, il vaut mieux la

[1] H. de Boyer ; Progrès médical.

laisser à découvert. Pour cela, M. Tédenat marque à l'encre, sur le maillot, une surface qui encadre la gibbosité en dépassant ses limites de toutes parts, et coupe le long de cette surface les tours de bande dès qu'ils commencent à se sécher. La durée d'application est ainsi un peu allongée, mais la solidité du bandage n'est en rien diminuée. On agirait de même si l'on voulait appliquer des cautères.

On attend alors la dessiccation, après avoir bien modelé l'appareil sur les hanches et les côtes de façon à le faire presser partout également. Le malade se trouvera toujours soulagé et le jeu de la respiration se fera plus librement.

Voilà, en quelques lignes seulement, l'exposé de la méthode de Sayre.

L'appareil, une fois sec, on le laisse en place pendant un ou deux mois, et même plusieurs mois si le malade n'en est pas fatigué.

Dans quelques cas, un seul corset suffit à obtenir l'ankylose rachidienne, et par conséquent la guérison. Je parle évidemment ici du mal de Pott seulement, car, dans les cas de scoliose, le traitement est toujours plus long.

L'immobilisation sera ainsi réalisée. Cet appareil, en effet, en s'appliquant exactement sur tous les points du tronc et en prenant parfaitement ses points d'appui sur le bassin, sera très solide, tout en n'exerçant sur chaque partie qu'une pression relativement faible.

Dans les services de la policlinique berlinoise, on ne laisse jamais le corset aussi longtemps qu'on le laisse en France et en Angleterre ; on le retire au bout de cinq à six semaines : pendant huit jours, le malade prend des bains et on applique alors un autre corset, qu'on laisse aussi longtemps que le premier. Il s'est ainsi écoulé douze semaines. Si à ce moment le redressement du rachis paraît suffisant, on fait faire un corset par le bandagiste ; en même temps on exerce les muscles par une gymnastique orthopédique. Deux ou trois mois plus tard, on revient au corset plâtré, et on continue ce traitement en alternant pendant un an ou deux.

Dans les cas de mal de Pott cervical, Furneaux-Jordan a proposé, en 1880, l'appareil plâtré suivant : Le malade étant couché sur une table, deux anses de diachylon sont placées sur le menton et sur la nuque. Pendant qu'un aide pratique l'extension d'une manière convenable, on procède à l'application de l'appareil. Après avoir coupé les cheveux du patient et matelassé d'ouate les parties délicates, le plein d'une bande plâtrée est placé sur le front, tandis que les chefs, contournant la tête, viennent s'entre-croiser sur la nuque, et sont ramenés ensuite sur le devant du cou, où ils se croisent au niveau du manubrium ; ils sont enfin fixés sur le thorax au moyen d'un corset plâtré[1].

Berger ajoute à l'appareil de Jordan deux rubans de fer qu'il applique sur les tempes et sur les côtés du thorax au moyen de bandes plâtrées. Mais le résultat est le même, l'immobilisation est obtenue des deux façons.

M. le professeur agrégé Tédenat se sert, dans les cas de mal de Pott cervical, d'un appareil composé de quatre arcs métalliques de chaque côté, s'insérant sur une tige postérieure et se moulant exactement sur quelques tours de bandes qu'on a déjà faits. La tige médiane est creusée d'une rainure dans laquelle glisse une tige qui remonte au-dessus de la tête en s'inclinant en avant et qui supporte de larges courroies, l'une sous-occipitale, l'autre sous-mentonnière, reliées l'une à l'autre pour qu'elles ne puissent pas s'échapper.

Il est essentiel qu'elles s'adaptent bien aux parties qu'elles doivent soutenir. Au moyen d'une crémaillère, la tige mâle glisse dans la tige femelle. Une lame sert à prévenir que le plâtre ne

[1] The Lancet, 1881, pag. 905.

s'introduise dans la rainure et n'empêche le fonctionnement de l'appareil.

Cette charpente métallique, une fois mise en bonne position, est fixée par des tours de bandes plâtrées.

Quoi qu'il en soit, cet appareil remplit absolument les deux indications importantes du traitement : il immobilise parfaitement le rachis et prévient la pression réciproque des corps vertébraux. Le corset, en effet, en soutenant la partie supérieure du tronc, empêche l'écrasement de la partie malade et remplace avec avantage cette attitude particulière du malade qui consiste à arc-bouter les membres supérieurs sur les cuisses, dans le seul but de transmettre directement aux cuisses le poids des parties supérieures du corps.

ARTICLE III.

CHAPITRE PREMIER.

Nous allons, avant d'examiner les autres moyens employés pour l'immobilisation et de les comparer au procédé américain, exposer rapidement les Observations qui nous sont personnelles et les statistiques que nous avons trouvées dans les publications françaises ou étrangères.

OBSERVATIONS.

PREMIÈRE OBSERVATION (personnelle).

Le 5 novembre 1881, le Dr Tédenat fut appelé en consultation par le Dr Vigouroux, pour voir Jeanne R..., âgée de 6 ans, laquelle présentait depuis six mois les symptômes incontestables d'un mal de Pott siégeant à la partie inférieure de la région cervicale.

Le père et la mère jouissent d'une excellente santé ; il en est de même des grands parents, déjà vieux. L'enfant s'est toujours bien portée. Il y a huit mois, elle a eu une rougeole grave, et, peu de temps après, elle a commencé à se plaindre de douleurs dans le cou. Peu à peu ces douleurs ont augmenté ; il s'est produit une inclinaison de la tête en avant, avec une saillie anguleuse siégeant au niveau des 4e et 5e vertèbres cervicales. L'enfant a cessé de jouer et a voulu garder le lit ; l'appétit a diminué, de la fièvre n'a pas tardé à survenir le soir.

M. Tédenat trouve une saillie anguleuse très marquée en ar-

rière au niveau des 4ᵉ et 5ᵉ vertèbres cervicales ; en ce point,
la pression, même modérée, provoque de la douleur. Ainsi fait
la pression exercée de haut en bas sur la tête. La malade est
couchée sur le côté, la tête fléchie en avant. Elle se plaint de
douleurs vers les épaules et les bras. Il y a une parésie marquée
des membres inférieurs et une certaine exagération des réflexes.
D'accord avec M. Vigouroux, M. Tédenat conseille un corset plâtré avec appareil de suspension pour la tête. Le bandage plâtré
effraye la famille. Un autre médecin, appelé, conseille un appareil
consistant en un corset auquel sont adaptées deux béquilles. La
malade n'est aucunement soulagée et refuse de porter le bandage, qui la gêne et la fait souffrir. Mais peu à peu la tête s'incline de plus en plus en avant ; la gibbosité augmente, l'enfant
est dans son lit, incapable de tout mouvement des membres supérieurs, qui sont émaciés ; les membres inférieurs sont aussi
très parésiés. La respiration est difficile, le ventre ballonné.
Douleurs vives s'irradiant dans la partie supérieure du thorax et
dans les membres supérieurs. Fièvre le soir, pommettes rouges,
maigreur ; de temps en temps diarrhée. La gravité de la situation
n'échappe pas à la famille, qui prie M. Tédenat d'appliquer l'appareil par lui proposé quatre mois avant.

Le 10 février, assisté de MM. Vigouroux, Bertrand et Maquet,
M. Tédenat applique l'appareil suivant :

Maillot de coton bien collant, ouaté au niveau du bassin.
Quelques tours de bandes plâtrées sont disposés sur toute la
hauteur du maillot. Alors est appliqué un appareil en métal
composé de : quatre arcs métalliques de chaque côté s'insérant
sur une tige postérieure médiane et se moulant exactement sur
les tours des bandes. La tige médiane est creusée d'une rainure
dans laquelle glisse une tige qui remonte au-dessus de la tête en
s'inclinant en avant et qui supporte deux larges courroies, l'une
sous-occipitale, l'autre sous-mentonnière, reliées l'une à l'autre
pour qu'elles ne puissent pas s'échapper, et s'adaptant bien aux

parties qu'elles doivent soutenir. Au moyen d'une crémaillère, la tige mâle glisse dans la tige femelle. Une lame sert à prévenir que le plâtre ne s'introduise dans la rainure et n'empêche le fonctionnement de l'appareil.

La charpente métallique est mise en bonne position et fixée par des tours de bandes plâtrées.

Pendant l'application de l'appareil, la tête était prudemment soutenue par un aide, M. Tédenat craignant que le moindre mouvement ne produisît l'effondrement de la colonne cervicale et la mort subite. Tout se passa sans accidents.

La tête fut lentement soulevée par la crémaillère. Cinq jours après la pose de l'appareil, toute douleur avait disparu. Bientôt la fièvre vespérale cessa, l'appétit revint. Trois semaines après, l'enfant courait et jouait comme si elle n'avait jamais été malade. Sa santé générale alla rapidement en s'améliorant. Pendant tout l'été 1882, elle courait, sautait, portant toujours son bandage non renouvelé ; la tête était en excellente position, la région cervicale presque sans déformation. Le 21 septembre, la malade fut amenée chez M. Tédenat. A la campagne, à force de frapper à coup « de dos » volontairement et pour jouer contre les murs et les arbres, elle avait fini par briser la tige, qui ne servait dès lors à rien. Bien qu'il n'y eût aucune douleur, que la santé générale fût parfaite et que la guérison de l'affection locale lui parût complète, M. Tédenat répara la tige... Tout allait admirablement le 20 octobre 1882, lors du départ de M. Tédenat pour Paris. A son retour, le 28 octobre, il apprit que la jeune malade était morte l'avant-veille, emportée en trois jours par le croup.

OBSERVATION II (personnelle).

Le 3 avril 1882, le Dr Charles Cathala (d'Olonzac) adressa à M. Tédenat Mlle Julie C... (de Ceilhes), âgée de 14 ans.

Père bien portant. Mère lymphatique, de bonne constitution.

Ni syphilis, ni rhumatisme, ni scrofule ou tuberculose dans la famille. Julie est lymphatique, bien constituée, et s'est bien portée jusqu'au mois de décembre 1881. A cette époque, elle éprouva une douleur en ceinture au niveau de l'ombilic. D'abord peu vive, la douleur alla peu à peu en augmentant, plus intense par les temps froids et humides, calmée par le repos, augmentée par la marche et les mouvements du tronc. Diverses applications topiques furent faites sans succès. Dans les premiers jours de février, le Dr Cathala, ayant été appelé pour voir la malade, constata une légère saillie à court rayon occupant la partie supérieure de la région dorsale. En ce point, la pression provoque de la douleur ; la malade se fatigue rapidement et appuie ses mains sur ses genoux en inclinant fortement le corps en avant. La santé générale laisse peu à désirer. Le Dr Cathala conseille le repos au lit et des frictions iodiques sur la gibbosité, de l'huile de morue, une bonne alimentation. Le mal continuant à se développer, la malade fut amenée à Montpellier, le 3 avril 1882.

Sa santé générale est satisfaisante, malgré une diminution assez marquée de l'appétit depuis quelques jours. Pas de fièvre le soir. Douleurs en ceinture pénibles. Gibbosité accentuée à grand angle, presque arrondie, occupant les 2e, 3e et 4e vertèbres dorsales, douloureuses à la pression droite et à la pression de haut en bas sur les épaules. Debout, la malade incline fortement le tronc en avant et appuie les mains sur les cuisses. Pas de courbure rachidienne de compensation. Pas de symptômes médullaires.

4 avril. Après dix minutes de suspension bien supportée et très efficace pour le redressement du rachis, application des bandes plâtrées.

Soulagement immédiat. Au bout de quelques jours, les douleurs avaient complètement disparu; l'appétit, les forces étaient revenues. La malade garda le corset pendant trois mois, faisant de l'exercice au grand air comme si elle n'était pas malade. Durant ce temps, huile de morue, sirop d'iodure de fer, vin de quinquina. Après l'ablation du corset, la gibbosité était presque inappréciable, indolore à la pression. La guérison persistait en août 1884.

OBSERVATION III (personnelle).

Jean P..., âgé de 8 ans, demeurant à Loupian. Petit, brun, gras, scrofuleux. Sans cause appréciable, des douleurs en ceinture sont survenues en décembre 1881 ; l'enfant a peu à peu cessé de jouer. Une bosse dans le dos a été reconnue par la famille en 1882 ; le 7 mars, l'enfant est apporté chez M. Tédenat.

Tronc fléchi en avant, mains appuyées sur les cuisses. Gibbosité angulaire très marquée, occupant la partie moyenne de la région dorsale. La pression de haut en bas sur la tête ou les épaules, la pression directe sur la gibbosité, provoquent de la douleur. Faiblesse accentuée des membres inférieurs, sans diminution ni exagération des réflexes. Aucun trouble vésical ni rectal.

7 mars. Corset plâtré après suspension de dix minutes. Ce corset est porté jusqu'au 10 juin. Il a rapidement calmé les douleurs; l'enfant, au bout de quelques jours, a recommencé à courir, à jouer avec ses camarades. Le 10 juin, nous constatons avec M. Tédenat une diminution très considérable de la gibbosité ; l'enfant se tient droit, et, quand il est vêtu de sa chemise, paraît absolument bien conformé. La pression sur les épaules, même forte, ne provoque aucune douleur ; sur la région malade, elle est peu douloureuse.

10 juin. Bain alcalin. Application d'un second corset plâtré gardé jusqu'en octobre. A ce moment, la guérison est complète.

Le traitement général a consisté en sirop d'iodure de fer, sirop de Dusart, huile de morue. En 1883 et 1884, bains de mer.

L'enfant jouit actuellement d'une bonne santé, et sous le vête-
ment il n'y a pas de déformation sensible.

Jean R..., âgé de 5 ans. Parents bien constitués; l'enfant,
lorsqu'il fut apporté à M. le Dr Tédenat, était très affaibli par la
maladie, qui durait depuis longtemps.

Les premiers symptômes (douleurs en ceinture, douleur fixe
au niveau des 5e et 6e vertèbres dorsales) s'étaient manifestés il
y a deux ans environ. La gibbosité s'était montrée après quatre
mois et avait augmenté assez lentement.

Soigné par divers médecins, l'enfant n'allait pas mieux. Les
révulsifs, employés sur lui pendant longtemps, n'avaient amené
aucune amélioration : la suppuration qui avait suivi l'application
de cautères nombreux et répétés, n'avait eu d'autre effet que
d'affaiblir considérablement l'enfant.

Au mois d'avril 1883, les parents consultèrent M. Tédenat, qui
conseilla le corset plâtré. A cette époque, l'enfant, très amaigri,
très affaibli, ne pouvait marcher *qu'à quatre pattes*. Il se traînait
péniblement en s'appuyant sur les coudes et sur les genoux. La
saillie angulaire était très marquée et intéressait les 5e, 6e et 7e
vertèbres dorsales.

Après avoir soigné pendant quelques jours la plaie qui avait
été produite par les applications locales, M. Tédenat pratiqua la
suspension et plaça un corset plâtré. Trois jours après, déjà
l'amélioration était sensible : la respiration était large et facile.
L'appétit était revenu, les douleurs avaient cessé. Ce corset
resta en place pendant six mois. L'enfant avait suivi pendant ce
temps un traitement général convenable, et lorsque au mois de
novembre on changea son appareil, la saillie avait diminué et
l'enfant marcha sans aucun aide et sans s'appuyer les mains sur
les cuisses. Le dernier appareil resta peu en place. Mais la gué-

rison était obtenue. Nous avons vu cet enfant ces jours derniers :
la gibbosité existe toujours, mais peu sensible ; l'état général est
excellent, toute douleur a disparu. Le malade a devant moi sauté
deux marches d'escalier sans ressentir aucune douleur, ce qui
prouve bien qu'il n'existe plus de travail morbide au point de la
gibbosité.

OBSERVATION V (personnelle).

Au mois de septembre 1884, nous trouvant chez notre ami
le Dr Médard, à Lunel, nous eûmes l'occasion de voir un petit
enfant de Saint-Laurent-d'Aigouze, atteint d'un mal de Pott de la
région dorsale.

Les parents de l'enfant sont bien constitués. Le petit Paul
B..., âgé de 7 ans, est brun et assez bien constitué. Les premiers symptômes de l'affection datent d'un an ; après avoir pendant quatre ou cinq mois éprouvé de légères douleurs en ceinture, Paul B... ressentit une douleur plus vive, fixe au niveau
des 6e, 7e et 8e dorsales.

En même temps, apparition d'une saillie qui s'est accrue peu
à peu, et qui aujourd'hui a pris des proportions telles que, au
mois de septembre 1884, l'enfant ne peut marcher que très difficilement et avec des béquilles. Les membres inférieurs sont
légèrement parésiés. L'état général du malade laisse beaucoup à
désirer.

Le 28 septembre, nous fîmes l'application d'un corset plâtré.
Dès que celui-ci a été sec, l'enfant s'est trouvé immédiatement
soulagé. La respiration, qui était gênée auparavant, se fait à
présent plus ample et plus facile La colonne s'est légèrement
redressée ; l'enfant prétend qu'il a grandi.

Traitement général: toniques, huile de foie de morue, arsé-
niate de soude, vin de quinquina, fer, etc. Paul B... garde son
corset cinq mois.

Au mois de février 1885, nous voyons l'enfant, dont l'état général s'est de beaucoup amélioré. Il joue, il saute et n'éprouve aucune douleur. Nous enlevons le corset et nous constatons une diminution considérable de la saillie angulaire ; la pression sur les apophyses épineuses ne réveille plus aucune douleur. Le malade marche sans corset. La guérison est obtenue avec un seul corset.

Avec le Dr Médard, nous en avons cependant appliqué un autre que le malade ne porte plus aujourd'hui. La guérison est complète

OBSERVATION VI.

Nous ne pouvons donner ici que quelques renseignements sur un petit enfant du Vigan que nous avons vu il y a peu de temps, et à qui M. le Dr Vigouroux avait déjà appliqué un premier appareil.

L'enfant, qui avant de venir consulter M. Vigouroux ne pouvait ni marcher ni changer de place sans béquilles, a pu marcher immédiatement après l'application du corset, et toute douleur a disparu.

En deux mois, son état général s'est amendé, et aujourd'hui l'enfant peut marcher sans corset, quoiqu'il y ait encore un peu de raideur dans le rachis et de l'hésitation dans la marche.

Le Dr Vigouroux lui a appliqué un nouvel appareil qui certainement suffira à obtenir la guérison complète.

Telles sont les observations des cas que nous avons eu l'occasion de voir et de suivre. Les résultats heureux que nous avons constatés, tous les auteurs les ont constatés aussi, et nous les trouvons enregistrés dans les diverses publications faites sur la question.

Coulomb, dans sa Thèse doctorale, publie onze cas de mal de

Pott radicalement et rapidement guéris par l'emploi du corset plâtré. Puel et Barthez (de Paris) publient aussi de nombreuses observations de guérison.

Lewis-A. Sayre a publié dans le *British medical Journal* (1884) la statistique de son service. Sur 123 cas traités depuis 1878, il a obtenu les résultats suivants :

Cure définitive...................... 60

Morts........................... 6

En traitement encore.................. 52

Avec la cuirasse de fil métallique........ 4

Ayant abandonné le traitement......... 1

Sur les six morts, le n° 1 mourut d'épuisement deux ans après avoir commencé le traitement, lequel d'ailleurs avait été appliqué après deux ans de maladie; la malade avait obtenu, à la suite de huit mois de traitement, une certaine amélioration ; mais une paralysie des membres inférieurs survint et la malade fut graduellement emportée.

Le n° 2 mourut du croup ; le n° 3 d'une pneumonie ; le n° 4 d'une fièvre cérébrale; le n° 5 d'empyème ; le n° 6 d'une phtisie. — La malade qui abandonna le traitement ne voulut pas porter le fixe-tête ni le mât de ressource, à cause de leur apparence.

En dehors de ces cas, le Dr Lewis a vu des milliers de malades qui, ne pouvant le voir souvent, à cause de la distance de leurs résidences, venaient de leur province suivis de leur médecin pour que celui-ci assistât à la pose du corset et pût dans la suite l'appliquer lui-même à ce malade. Souvent le Dr Lewis ne revoit plus ces malades-là ; cependant l'un d'eux vint le voir un an après sa première visite : le corset s'était fendu, et le malade l'avait fait tenir par un simple bandage roulé ; il prétendait que ce corset même ainsi endommagé lui donnait plus de soulagement que tous les autres appareils des autres docteurs.

Beaucoup de malades arrivés sans pouvoir ni marcher ni se tenir debout, ont pu marcher après l'application du corset et même marcher sans aide dans leur chambre.

Aux consultations de la clinique de l'Université de Berlin, on a appliqué dans l'espace de dix-huit mois le corset de Sayre dans 203 cas de mal de Pott ou de scoliose; les résultats ont été heureux dans la grande majorité des cas.

Kuester publie 200 cas de déviations rachidiennes de nature quelconque, et il confirme les conclusions de tous les auteurs.

Nous pourrions multiplier nos citations et apporter encore d'autres matériaux qui confirmeraient notre manière de penser. Mais nous estimons que nos Observations personnelles, quoique peu nombreuses, et les quelques statistiques que nous avons rapportées, suffiront à montrer l'efficacité du corset plâtré et sa supériorité sur tous les autres appareils.

Quel autre moyen serait en effet préférable? Immobiliser le rachis et prévenir la pression réciproque des corps vertébraux: tel est le but très nettement indiqué par les chirurgiens. Comment y arriver? A quel autre appareil aurait-on recours?

Et d'abord, il ne faut pas seulement se préoccuper de la lésion locale, on doit aussi s'inquiéter de l'état général: la gouttière de Bonnet sera donc écartée d'emblée. Cet appareil, en immobilisant tout le corps, enlève au malade les avantages de la vie au grand air, du mouvement, de la gymnastique, moyens les plus efficaces pour améliorer l'état général des enfants et, par suite, la maladie locale. Du reste, ce moyen est fort coûteux par toutes les complications qu'il entraîne: soins de propreté, promenades en voiture, etc., et il n'est pas à la portée des petites bourses.

Parmi les autres appareils, nous devons parler des corsets orthopédiques, soit en feutre, soit en cuir, soit en une matière quelconque qui varie suivant le chirurgien et suivant l'orthopédiste.

Ces appareils, quelle qu'en soit la matière, sont incommodes et difficilement supportés. Leur imperméabilité, en effet, empêche l'évaporation des sécrétions cutanées, et, de plus, ces sécrétions, en imprégnant le cuir ou le feutre, le ramollissent ; par suite, la solidité, qui est un des points essentiels, fera défaut à l'appareil. Enfin sa construction doit être évidemment confiée à un fabricant, qui ne pourra en saisir que difficilement les petits détails d'exécution, si importants cependant. Du reste, ces appareils sont portés irrégulièrement par les malades. Le mal progresse, à cause de cette façon irrégulière, intermittente, de porter l'appareil, sans que le chirurgien, trop confiant, puisse apporter le remède convenable.

Nous n'insisterons pas davantage sur tous les appareils de silicate, de gutta-percha, etc. Leurs inconvénients sont les mêmes que ceux des corsets en feutre.

Le corset plâtré au contraire est inamovible: il exerce une pression constante. Il est fait par le chirurgien, et par conséquent la non-intervention d'un fabricant épargne des frais au malade.

Je laisserai aussi de côté les corsets en fer ou en treillis de fil de fer, qui non seulement n'immobilisent pas exactement le tronc, mais qui sont amovibles, et dont la pression n'est pas constante sur tous les points, ce qui fait qu'ils sont difficilement supportés.

En somme, le corset plâtré convenablement appliqué est l'appareil qui nous paraît devoir être le plus efficace. Il répartit très exactement la pression sur tous les points de la surface thoracique et soutient d'une façon permanente le tronc et les membres supérieurs.

Les avantages du procédé américain sont nombreux. La respiration est facilitée, les douleurs disparaissent, toutes les fonctions se réveillent, et l'état général s'améliore plus vite que l'état local.

Doit-on l'employer dans tous les cas et chez tous les sujets ? Sayre ne se prononce pas d'une façon nette sur cette question.

Nous croyons qu'on doit s'abstenir dans les cas où le sujet est de beaucoup trop jeune pour supporter un appareil qui exercerait une pression sur le thorax. De plus, la ceinture pelvienne n'offre pas, avant l'âge de 4 ou 5 ans, assez de saillie pour que le point d'appui y soit possible. Lorsque les abcès feront saillie en arrière du tronc, il sera difficile d'appliquer l'appareil et de le maintenir en place.

Mais dans ces contre-indications il y a, on le comprend, des degrés qui empêchent de formuler une règle précise.

CONCLUSIONS.

Dans le mal de Pott, le but étant celui-ci : immobiliser le rachis et prévenir le froissement des vertèbres les unes par les
autres ; de plus, l'état général ayant une grande influence sur
l'état local, le corset plâtré de Lewis Sayre nous paraît l'appareil
le plus efficace et offrant le plus d'avantages à tous les points de
vue. La méthode américaine est très rationnelle; nous avons vu
comment elle agissait. Grâce à son inamovibilité et à la consis-
tance du plâtre de Paris, le redressement et l'immobilisation
sont poursuivis jour et nuit.

Les résultats heureux qu'on a partout obtenus de son emploi
ne permettent pas d'hésitation dans la plupart des cas.

Ce procédé est essentiellement chirurgical. Il évite l'intervention des fabricants d'instruments et réduit de beaucoup les frais
que doivent s'imposer les familles des patients.

En somme on peut dire, avec tous les auteurs, que la méthode
du professeur Sayre a réalisé un immense progrès dans la thérapeutique rachidienne.

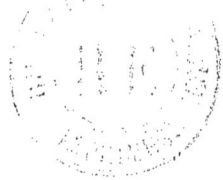